Naveen Srinivas

Alterações salivares durante a gravidez

Naveen Srinivas

Alterações salivares durante a gravidez

ScienciaScripts

Imprint

Any brand names and product names mentioned in this book are subject to trademark, brand or patent protection and are trademarks or registered trademarks of their respective holders. The use of brand names, product names, common names, trade names, product descriptions etc. even without a particular marking in this work is in no way to be construed to mean that such names may be regarded as unrestricted in respect of trademark and brand protection legislation and could thus be used by anyone.

Cover image: www.ingimage.com

This book is a translation from the original published under ISBN 978-620-2-05989-3.

Publisher:
Sciencia Scripts
is a trademark of
Dodo Books Indian Ocean Ltd. and OmniScriptum S.R.L publishing group

120 High Road, East Finchley, London, N2 9ED, United Kingdom
Str. Armeneasca 28/1, office 1, Chisinau MD-2012, Republic of Moldova, Europe
Printed at: see last page
ISBN: 978-620-7-90305-4

Lista de abreviaturas utilizadas

1. pH   - potential of hydrogen
2. HCO_3^- - bicarbonate ion
3. IgA   - immunoglobulin A
4. P- value   - probability value
5. t- value   - test value
6. SPSS   - statistical program for social services
7. S   - significant
8. NS   - non significant
9. HRT   - hormonal replacement therapy
10. ERs   - estrogen receptors
11. ERα - estrogen receptor α
12. ERβ - estrogen receptor β
13. HCG   - human chorionic gonadotropin

RESUMO

Objetivo

O presente estudo foi realizado com o objetivo de avaliar o fluxo salivar, o pH e a capacidade de tamponamento da saliva em mulheres grávidas e não grávidas do mesmo grupo etário.

Metodologia

O presente estudo envolveu 30 mulheres grávidas e 30 mulheres não grávidas com idades compreendidas entre os 19 e os 34 anos. O fluxo salivar, o pH e a capacidade de tamponamento foram medidos utilizando o kit Saliva-check BUFFER. A saliva não estimulada e a saliva estimulada com parafina foram medidas durante 5 minutos, pedindo aos sujeitos que cuspissem passivamente para um frasco de medição fornecido com o kit. O pH e a capacidade de tamponamento da saliva não estimulada foram medidos utilizando uma fita de pH e de tamponamento fornecida pelo fabricante do kit Saliva-check BUFFER.

Resultados

Verificou-se um aumento estatisticamente significativo do fluxo salivar e uma diminuição do pH e da capacidade de tamponamento no grupo de grávidas, em comparação com o grupo de não grávidas.

Conclusão

O aumento da taxa de fluxo salivar nas mulheres grávidas pode ser atribuído ao aumento da concentração de estrogénio e progesterona durante a gravidez. A diminuição do pH e da capacidade tampão deveu-se à diminuição da concentração plasmática de iões HCO_3^- e a um aumento da concentração de amilase durante a gravidez.

Palavras chave

Gravidez, caudal salivar, pH, capacidade tampão, estrogénio, progesterona, a amilase, HCO_3^- concentração de iões.

Conteúdo

CAPÍTULO 1
INTRODUÇÃO

A saliva é um dos fluidos corporais mais importantes, complexos e versáteis, desempenhando uma grande variedade de necessidades fisiológicas. No trato digestivo, a saliva desempenha um papel importante na fisiologia do esófago, no processo digestivo e na proteção das células gástricas. Na cavidade oral, a saliva participa na mastigação, na fala, na deglutição, na sensação gustativa e na lubrificação dos tecidos. Protege a mucosa contra a invasão de bactérias, fungos e atividade viral através da presença de proteínas de defesa, que reagem de forma específica (imunoglobulinas) ou não específica (lisozima, peroxidase, cistatinas, lactoferrina, histatinas e outras) para inibir o crescimento de microrganismos.[1, 2]

A saliva desempenha um papel na manutenção dos dentes, na mineralização do esmalte durante a maturação pós-eruptiva, na regulação do equilíbrio iónico durante a remineralização do esmalte, na deposição da película de esmalte adquirida e na limitação da difusão de ácido. Várias proteínas (estaterina, proteínas ricas em prolina (PRPs) e mucinas) permitem manter a saturação de cálcio na saliva, o que, por sua vez, ajuda na remineralização dos dentes.[3]

Os indivíduos adultos saudáveis produzem normalmente 500-1500 ml de saliva por dia, a um ritmo de aproximadamente 0,5 ml/min.[4] A ação tampão da saliva é um importante mecanismo de defesa. Um tampão é uma solução que tende a manter um pH constante. Sempre que o pH começa a descer após a ingestão de um substrato, volta ao nível de repouso original após um período de tempo devido aos tampões inerentes à saliva. O pH crítico é o pH da saliva abaixo do qual o material inorgânico do dente começa a dissolver-se e varia de acordo com a concentração de iões cálcio e fosfato. O valor do pH crítico é normalmente cerca de 5,5, variando entre 5,2 e 5,7.[5]

A redução do fluxo salivar e a concomitante redução dos sistemas de defesa oral podem causar cáries graves e inflamações da mucosa. A cárie dentária é provavelmente a consequência mais comum da hipo salivação. As lesões de cárie desenvolvem-se rapidamente e também em superfícies dentárias que normalmente não são susceptíveis à cárie. Os indivíduos com uma taxa de fluxo de saliva diminuída apresentam frequentemente uma elevada incidência ou suscetibilidade à cárie.[6]

A cárie dentária e a erosão são ambas caracterizadas pela dissolução de sais inorgânicos. Esta dissolução é causada principalmente pela redução do pH da camada de fluido adjacente à superfície do dente. Para a determinação clínica do risco de cárie, é crucial uma análise de vários factores, uma vez que a cárie dentária é influenciada por múltiplos factores como a solubilidade do esmalte, o pH, o efeito tampão da saliva, o tipo de bactérias, os hábitos alimentares e a higiene oral.[5]

As hormonas sexuais femininas (estrogénio, progesterona e gonadotropina humana) são segregadas principalmente pela placenta. Estas hormonas são responsáveis pela maioria das alterações fisiológicas durante a gravidez. As principais alterações salivares na gravidez envolvem o seu fluxo, composição, pH e níveis hormonais. [7] Durante a gravidez, as alterações nos níveis de electrólitos salivares e na concentração de **IgA têm sido** relacionadas com o efeito da progesterona na redução da concentração de bicarbonato plasmático, afectando o pH e o efeito tampão da saliva.[8]

A gravidez aumenta a propensão para a inflamação gengival conhecida como gengivite da gravidez, com uma maior tendência para o sangramento gengival sem associação específica à placa bacteriana; a formação de bolsas periodontais e a cárie dentária podem aumentar durante a gravidez. Estas alterações são reversíveis após o parto e a etiologia exacta desta situação ainda não é clara.[9]

A análise salivar tornou-se um recurso importante para a avaliação de condições salivares com implicações fisiológicas e patológicas e é uma ferramenta útil para o diagnóstico de doenças, principalmente devido à sua origem, composição, funções e interacções com outros sistemas orgânicos. Com a adição de técnicas modernas e equipamentos de instrumentação química, tem-se observado recentemente um aumento no uso da saliva para investigações laboratoriais. [10] A saliva oferece vantagens em relação ao soro, uma vez que pode ser recolhida de forma não invasiva por indivíduos com uma formação modesta, oferecendo uma abordagem económica para o rastreio de grandes populações aplicável a fins básicos e clínicos em medicina dentária e noutras áreas médicas.[11]

A saliva específica de uma glândula pode também ser utilizada para o diagnóstico de patologias específicas de uma das glândulas salivares principais.[11] O risco de contacto com infecções durante a colheita de saliva é mínimo e a saliva pode ser utilizada em situações clinicamente difíceis, como a obtenção de amostras de crianças ou de doentes deficientes ou ansiosos, nos quais a colheita de sangue poderia ser um ato difícil de realizar.[11] O valor da saliva como instrumento de diagnóstico de doenças orais e sistémicas tem sido uma área de estudo para muitos investigadores, com o objetivo de aumentar a sua utilização como possível exame complementar.[10]

O objetivo do presente estudo é avaliar o fluxo de saliva estimulada e não estimulada, o pH e a capacidade de tamponamento em mulheres grávidas e não grávidas.

CAPÍTULO 2
OBJECTIVOS E METAS

1. Determinar a taxa de fluxo de saliva em repouso e estimulada em mulheres grávidas (terceiro trimestre) e não grávidas.

2. Avaliar o pH da saliva em mulheres grávidas (terceiro trimestre) e não grávidas.

3. Avaliar a capacidade tampão da saliva em mulheres grávidas (terceiro trimestre) e não grávidas.

4. Comparar a taxa de fluxo salivar, o pH e a capacidade tampão em mulheres grávidas (terceiro trimestre) e não grávidas.

CAPÍTULO 3
REVISÃO DA LITERATURA

YNGVE ERICSSON (1959)[12] foi a primeira pessoa a efetuar uma investigação clínica exaustiva sobre a ação tampão da saliva. No seu artigo, ele revê todas as investigações anteriores sobre a relação entre a ação tampão salivar e a incidência de cáries dentárias.

Tal como mencionado no artigo, Rose, em 1905, foi a primeira pessoa a propor uma forte correlação negativa entre a taxa de cáries e o valor tampão da saliva, com base num estudo transversal efectuado em 262 crianças em idade escolar. Pickerell, em 1924, descobriu que a ação neutralizante da saliva em 50 crianças Maori sem cáries era seis vezes mais suscetível à cárie do que as crianças europeias. Karshan, nos seus dois estudos realizados em 1936 e 1939, respetivamente, verificou uma forte correlação negativa entre a ação tampão da saliva e a cárie dentária, especialmente com saliva estimulada. Driezen et al, em 1946, cruzaram o teste da ação tampão salivar com o teste do lactobacilo, encontrando apenas uma boa correlação entre os dois. Seguiram-se vários estudos de Sullivan e Stork 1950; Turner, Scriber e Bill 1954; Lilenthal 1955; Turner e Anders 1956; todos confirmando uma correlação negativa num vasto leque de indivíduos, como crianças em idade escolar, estudantes do primeiro ano, adultos, órfãos, etc.

Ericsson também propôs um novo método de estimativa do efeito de tampão salivar e afirma que é superior a todos os anteriores. Conclui ainda que o efeito tampão salivar apresenta uma variação diurna e que é influenciado por condições como a acidose, a alcalose, a ingestão de flúor e a natureza da dieta.

5. LEONARD ROSENTHAL, ROBERT ROWEN E VAZAKAS (1959)[13] estudaram o nível de cálcio na saliva de 56 mulheres grávidas e não grávidas com idades compreendidas entre os 17 e os 27 anos, uma vez que se registava uma elevada incidência de cáries no grupo das grávidas. Concluíram que não havia diferença estatística entre o conteúdo de cálcio da saliva de mulheres grávidas e não grávidas.

MICHAEL Z MARDER, STEPHAN WOTMAN E IRWIN D MANDEL (1972)[14] estudaram a alteração dos electrólitos salivares durante a gravidez. Analisaram as secreções das glândulas submandibulares e parótidas quanto aos níveis de cálcio, sódio e potássio e verificaram que o cálcio e o sódio estavam significativamente diminuídos e o potássio estava significativamente aumentado em termos de conteúdo durante a gravidez, que voltou ao normal no sexto dia pós-parto.

GORAN FROSTELL (1980)[15] concebeu um método alternativo para determinar a ação tampão da saliva. Trata-se de uma avaliação qualitativa da saliva, que se baseia nas alterações colorométricas de um sistema indicador de corantes. Embora este método fosse ligeiramente menos exato do que o sistema de Ericsson, era mais prático devido ao curto tempo envolvido no procedimento. Uma repetição do teste seria mais útil em casos duvidosos.

KULLAA MIKKONEN A, MIKKONEN M E KOTILAINEN R (1982)[16], estudaram a relação entre as diferentes formas morfológicas da superfície da língua e o pH salivar. Verificaram que os valores de pH da saliva em repouso do grupo de língua fissurada eram mais ácidos do que os do grupo normal. O pH salivar do grupo com atrofia filiforme era mais ácido do que o do grupo de controlo. Os valores de pH da saliva em repouso e estimulada eram mais elevados no grupo da língua pilosa. Não foram encontradas alterações significativas na capacidade de tamponamento. Tudo isto é explicado pelo facto de a retenção de resíduos alimentares, incluindo hidratos de carbono, ter resultado na formação de ácidos pelas bactérias.

PROSSER CG E HARTMANN PE (1983)[17] avaliaram a influência das alterações hormonais na saliva e no leite materno e concluíram que se registava um aumento agudo de 3-9 vezes na concentração de glucose na saliva durante o ciclo menstrual ovulatório das mulheres lactantes. Foram observadas alterações semelhantes da glucose salivar mesmo em mulheres não lactantes. Estas alterações cíclicas da glucose não foram observadas em indivíduos que tomam contraceptivos orais. Com base nestes resultados, o artigo sugere que as hormonas que controlam o ciclo menstrual nas mulheres podem causar alterações na composição salivar.

MAIN B E, CALMAN K C, FERGUSON M M, KAYE S B, MACFARLANE TW, MAIRS RJ, SAMARANAYAKE L P, WILLOX J E WELSH J (1984)[18] examinaram o volume e a composição salivares, bem como o transporte oral de potenciais agentes patogénicos em doentes que recebiam terapia citotóxica. Os resultados demonstraram um aumento quantitativo no transporte oral de espécies de Candida, coliformes e Staphylcoccos aureus durante a terapia. O conteúdo de lisozima não foi alterado. Também se registou uma diminuição do fluxo salivar, da amilase salivar e da IgA.

SUNE WIKNER E ULLA NEDLICH (1985)[19] realizaram um estudo para avaliar a capacidade do método Dentobuff, um método comercialmente disponível produzido pela Orion Diagnostica AB, Trosa, Suécia, para estimar a ação tampão da saliva. Em comparação com o método eletrométrico de Ericsson, verificou-se que era um indicador igualmente bom.

TUULA A MAKKONEN, JORMA TENOVUO, PEKKA VILJA E ANDERS HEIMDAHL (1986)[20] analisaram as alterações induzidas pela radiação na taxa de fluxo e na composição proteica da saliva total estimulada em onze doentes tratados por doença maligna. Ocorreu hipossalivação ou xerostomia em todos os pacientes. As actividades da amilase salivar diminuíram com o aumento da dose de radiação. Foram observadas concentrações salivares invulgarmente elevadas de albumina, lactoferrina, lisozima, peroxidase salivar, mieloperoxidase e proteína total durante a terapia, mas a maioria dos valores regressou lentamente após a cessação da radiação. Conclui-se neste artigo que as alterações observadas na saliva se devem a um efeito líquido causado pelo próprio cancro, pela radiação administrada, pelos medicamentos, pelas doenças sistémicas e por outras inflamações da mucosa.

LAINE M, TENOVUO J, LEHTONEN OP, OJANOTKO -HARRI A, VILJA P E TUOHIMAA P (1988)[21] compararam a saliva total estimulada por parafina de 16 mulheres durante os três trimestres da gravidez e no pós-parto. Analisaram a taxa de fluxo, o pH, a capacidade tampão, a viscosidade, o ácido siálico, proteínas seleccionadas (amilase, lisozima, peroxidase, lactoferrina) e aniões (tiocianite, hipotiocianite). Os resultados mostraram que o pH salivar e a capacidade de tamponamento diminuíram no final da gravidez, seguindo-se um aumento rápido e significativo após o parto. A atividade específica da peroxidase salivar também aumentou durante o terceiro trimestre, apoiando o conceito de dependência desta enzima em relação aos estrogénios. Nenhum dos outros parâmetros se alterou significativamente. Todos os resultados sugerem que os esteróides sexuais femininos influenciam a composição da saliva humana durante a gravidez.

D' ALESSANDRO S, CURBELO HM, TUMILASCI, OR, TESSLER JA E HOUSSAY A (1989)[22] efectuaram um estudo sobre as alterações relacionadas com a gravidez nos níveis de proteína salivar da parótida humana e de ácido siálico. Utilizaram um procedimento denominado método de Carlson-Crittenden, efectuado sob estimulação com ácido cítrico para a recolha de saliva, e verificaram que não foram encontradas alterações significativas na taxa de fluxo salivar, no pH e nos níveis de amilase. No entanto, os níveis de proteína total diminuíram durante a gravidez e o puerpério. Mesmo os níveis de ácido siálico diminuíram acentuadamente na gravidez, voltando ao normal no puerpério.

GUIDOZZI F, MACLENNAN M, GRAHAM KM E JOOSTE CP (1992)[23] , no seu estudo sobre a composição salivar, comparando mulheres grávidas e não grávidas, verificaram que a concentração salivar de cálcio, magnésio, fosfato e cloreto diminuiu no terceiro trimestre, seguindo-se um aumento da concentração após o parto. O sódio e o potássio também apresentaram um padrão semelhante, mas num grau mais ligeiro. Estes resultados apoiam o conceito de que a gravidez influencia a composição sialoquímica.

Em 1992, a Comissão de Saúde Oral, Investigação e Epidemiologia (CORE) da Federação Dentária Internacional preparou um relatório sobre os vários aspectos da saliva. Estes incluíam um título sobre a composição da saliva, a taxa de fluxo, a recolha de saliva, o diagnóstico de doenças, as propriedades da saliva no combate às cáries, a infeção; o tratamento da hipofunção salivar, etc. A ênfase é colocada no conceito de que a saliva previne as cáries através da aceleração da eliminação do açúcar, da sua ação neutralizante e da sua ação tampão. Estas são uma função direta do nível de bicarbonato salivar. É feita uma revisão de vários ensaios de deteção da capacidade tampão. O autor considera que a técnica de dip-slide para a determinação do efeito tampão salivar, que é uma técnica qualitativa, é o procedimento preferido na prática clínica devido à sua simplicidade e facilidade de administração. O artigo apresenta uma discussão pormenorizada e extensa sobre a determinação da taxa de fluxo salivar e os procedimentos de recolha salivar, que são úteis para fins de investigação de ponta.

AVA J WU, JONATHAN A SHIP E ANN ARBOR (1993)[24] estudaram os efeitos da medicação e das doenças sistémicas nas taxas de fluxo das glândulas salivares principais. Verificaram que houve uma diminuição global dos caudais das glândulas parótida e submandibular com o aumento do número de medicamentos e de doenças sistémicas, mas as alterações foram mais significativas na glândula submandibular do que na parótida. Os resultados sugerem que a glândula submandibular pode ser mais sensível a permutações fisiológicas do que a glândula parótida. Além disso, os indivíduos que estão a ser tratados para várias doenças sistémicas e os que tomam vários medicamentos podem ser mais susceptíveis à hipofunção salivar.

GABRIEL CHAUSHU, STELLA ITZKOVITZ- CHAUSHU, EITAN YEFENOF, SHIMON SLAVIN, REUVEN O E ADI A GARFUNKEL (1995)[25] determinaram o efeito de diferentes protocolos de transplante de medula óssea nas taxas de fluxo salivar da parótida. Os resultados sugerem que a irradiação total do corpo induz danos irreversíveis nas glândulas parótidas, resultando em xerostomia profunda seguida de infecções oportunistas. Tais danos não são observados se for efectuada apenas quimioterapia ou quimioterapia com irradiação dos gânglios linfáticos.

FREDDY DENS, POL BOUTE, FRANS VINCKIER E DOMINIQUE DECLERCK (1995)[26] realizaram um estudo para determinar as alterações salivares que ocorrem durante o tratamento do cancro. Foi examinada a correlação entre o conteúdo de Ig salivar e diferentes factores orais em pacientes pediátricos que não apresentavam eventos a longo prazo. As concentrações de IgA e IgG salivares, tanto no grupo de casos como nos controlos, estavam dentro dos limites normais, sugerindo que os níveis de Ig salivar dos doentes podem voltar ao normal após a terapia citotóxica. Outra observação deste estudo é o facto de os níveis de IgA salivar terem uma correlação negativa com o desenvolvimento de cáries dentárias.

KRISTJAN GUDMUNDSSON, GUDJON KRISTLEIFSSON, ASGEIR THEODORS E PETER HOLBROOK (1995)[27] efectuaram um estudo interessante em pacientes com erosão dentária. Numa comparação de uma monitorização do pH salivar de 24 horas de 62 pacientes com erosão dentária com 50 controlos, o autor não encontrou qualquer associação significativa entre o pH intra-oral, a frequência de episódios de refluxo gastroesofágico ou alterações do pH do esófago. As únicas alterações significativas entre o grupo de controlo e o grupo de estudo foram na capacidade de tamponamento da saliva, sugerindo que o efeito de tamponamento salivar influencia a erosão num tecido duro dentário mais do que qualquer outro fator estudado.

MICHAEL WJ DODDS, DORTHEA A JOHNSON, CONNIE C MOBLEY E KATHRYN HATTAWAY (1997)[28] realizaram um estudo com o objetivo principal de determinar se existiam diferenças na composição proteica salivar entre adultos sem cáries e adultos com cáries activas. Apesar de tentarem limitar muitos outros factores que afectam a cárie, não conseguiram demonstrar quaisquer diferenças significativas na produção salivar ou na composição proteica entre os adultos sem cárie e os adultos com cárie ativa. Para além de diferenças subtis na composição de potássio e cloreto, todos os outros factores eram quase semelhantes. No entanto, as mulheres tinham uma concentração mais elevada de cada nível de proteína determinado, sugerindo uma possível influência das hormonas sexuais femininas na composição proteica salivar.

HANNA PAJUKOSHI, JUKKA H MEURMAN, SATU SNELLMAN- GROHN, SIRPA KEINANEN E RAIMO SULKAVA (1997)[29] , no seu estudo analisaram a saúde oral e os aspectos salivares dos idosos frágeis. Estimaram o fluxo estimulado, o pH, a capacidade tampão e os constituintes bioquímicos da saliva de 169 idosos internados numa enfermaria geriátrica. Verificaram que os factores que mais influenciaram o fluxo salivar foram as doenças endocrinológicas, os medicamentos oftalmológicos e respiratórios e o cloreto de potássio. As concentrações salivares de IgA e IgM foram significativamente mais elevadas nos doentes mais velhos. As concentrações salivares de IgA, lisozima e amilase eram mais elevadas nos doentes que tomavam muitos medicamentos. Os doentes edêntulos apresentavam concentrações saliváres de IgA, IgM, lisozima e amilase significativamente mais elevadas. Em conclusão, os autores afirmam que a saliva, como fluido corporal, expressa variações mesmo em pessoas idosas, particularmente naquelas que têm doenças concomitantes ou que estão a ser submetidas a terapias medicamentosas.

E SALVOLINI, R DI GIORGIO, A CURATOLA, L MAZZANTI, G FRATTO (1998)[30] analisaram a composição da saliva humana total durante a gravidez, para determinar a relação entre a gravidez e a saúde oral. Estudaram particularmente a concentração de proteínas totais, a atividade da a-amilase, o conteúdo de ácido salicílico, as concentrações de cálcio e fosfato através de um estudo transversal que envolveu 45 mulheres grávidas, grávidas pela primeira vez, e 15 mulheres não grávidas que serviram de grupo de controlo. O estudo revelou um teor mais elevado de proteínas totais às 10 e 21 semanas de gestação em relação aos controlos e às mulheres grávidas às 40 semanas. Uma maior atividade de a-amilase às 10 e 21 semanas de gestação em comparação com o controlo e com as mulheres grávidas às 40 semanas, um aumento do teor de ácido salico às 21 e 40 semanas e uma diminuição das concentrações de cálcio e fósforo às 21 e 40 semanas de gestação.

HONG SEOP KHO, SUNG-WOO LEE, SUNG-CHANG CHUNG E YOUNG KU KIM (1999)[31] investigaram as manifestações orais e a taxa de fluxo salivar, o pH e a capacidade tampão em doentes com doença renal em fase terminal submetidos a hemodiálise. Os resultados mostraram que o odor urémico, a boca seca e as alterações do paladar eram sintomas comuns. Petéquias e equimoses com revestimento da língua foram os principais sinais. As taxas de fluxo da saliva parotídea diminuíram e o pH e a capacidade de tamponamento aumentaram. O autor sugeriu que estas alterações podem ajudar-nos a compreender a relação entre as alterações orais e a insuficiência renal.

JYOTSANA DAYAL, DEEPA PANDYA, PRAMOD K DAYAL E ANURADHA BHAT (2000)[32], efectuaram um estudo para descobrir alterações sintomáticas na mucosa oral e o estado do epitélio de superfície através de exames citológicos, respetivamente, durante vários períodos de renovação hormonal nas mulheres. Os resultados citológicos mostraram um aumento global da esfoliação em mulheres de vários trimestres de gravidez. Os autores concluíram que existia um efeito proliferativo das hormonas gonadais no epitélio e que as manifestações clínicas mais comuns são a estomatite aftosa durante o período menstrual, a gengivite não infecciosa durante a gravidez e a síndrome da boca ardente durante a menopausa.

MERJA LAINE E KAISU PIENIHAKKINEN (2000)[33] estudaram o pH salivar, o efeito tampão e as taxas de fluxo da saliva não estimulada e estimulada por parafina de oito mulheres no final da gravidez e no pós-parto. O efeito tampão salivar aumentou significativamente do final da gravidez para o pós-parto, sem exceção. Os autores concluíram que as mulheres com valores elevados de efeito tampão no pós-parto podem ter valores moderados ou mesmo baixos de efeito tampão no final da gravidez. Não foi possível chegar a uma conclusão decisiva, uma vez que se tratou de um estudo longitudinal.

MIRELA RODE, LOJZE SMID, MARJN BUDIHNA, DOMINIC GASPERSIC, MATJAZ RODE E ERIKA SOBA (2001)[34] investigaram a influência do parassimpaticomimético pilocarpina e do anticolinérgico biperıdeno na salivação, no valor do pH e nas concentrações de cálcio, fosfato e bicarbonato na saliva de pacientes irradiados para o cancro da cabeça e do pescoço. Os resultados mostraram que a secreção de saliva foi a menos afetada nos doentes que receberam biperidina. Em todos os doentes, o valor médio do pH diminuiu durante a radioterapia e aumentou novamente após a conclusão da irradiação. Durante e após a irradiação, a concentração de cálcio aumentou e a concentração de fosfato diminuiu em todos os doentes. A concentração de bicarbonato registou um ligeiro aumento durante e uma diminuição após a conclusão da irradiação.

BEVERLY A DALE, SUTTICHAI KRISANAPRAKORNIT (2001)[35] no seu artigo de revisão sobre os péptidos de defensina nas células epiteliais afirmam que o epitélio da cavidade oral tem propriedades antimicrobianas inatas. As defensinas expressas por estas células actuam como citocinas e ajudam a aumentar a implantação de neutrófilos, pelo que, juntamente com a saliva, ajudam a proteger a mucosa oral.

HERENIA P LAWRENCE (2002)[36] na sua revisão sobre marcadores salivares de doenças sistémicas discute várias doenças e hábitos que influenciam a composição salivar e propõe uma maior utilidade dos marcadores salivares na deteção de doenças sistémicas devido à sua não invasividade e aceitabilidade por parte dos pacientes. Afirmou também que a análise salivar é mais informativa do que a análise da urina na deteção de doenças.

GIRIJA K P, SIVAPATHA SUNDHARAM B, KRISHNAN P A, DEVI C S S (2002)[37] no seu estudo sobre as alterações bioquímicas da saliva em mastigadores de tabaco, fumadores de tabaco, consumidores de álcool, doentes com leucoplasia e cancro oral, verificaram que havia uma alteração significativa no pH, iões de sódio, iões de potássio, proteínas totais e teor de amilase salivar no grupo acima referido e sugeriram a utilização da saliva como possível marcador de doença após o estabelecimento de uma relação definitiva.

JORMA TENOVUO (2002)[38] no seu artigo discutiu em pormenor as propriedades antibacterianas da saliva. O papel do sistema de lactoferrina, lisozima e lactoperoxidase é discutido em pormenor. O artigo também salienta o facto de a ação antibacteriana da saliva não se restringir apenas à cavidade oral, mas também se estender ao trato aerodigestivo superior.

MERJA ANNELI LAINE (2002)[39] estudou a influência da gravidez nos tecidos orais e verificou que a gengiva é mais frequente e marcadamente afetada na gravidez. Isso ocorre devido à influência da vasculatura gengival. O estado inflamatório não causa uma alteração permanente nos tecidos periodontais, mas restringe-se à gengiva. O autor enfatiza ainda o conceito de que não é o dente que é afetado pela gravidez, mas o ambiente em que o dente existe. Isto torna-os temporariamente predispostos à cárie dentária e à erosão durante a gravidez. Todos estes efeitos podem ser evitados através da prática de uma boa higiene oral.

REGIA LUZIA ZANATA, MARIA FIDELA DE LIMA NAVARRO, EDUARDO BATISTA FRANCO, JOSE ROBERTO P LAURIS, SILVIA HELENA BARBOSA (2003)[40] realizaram um estudo prospetivo em 81 gestantes por um período de 30 meses. No grupo de estudo de 43 mulheres que foram instruídas sobre uma medida preventiva específica, a incidência de cárie dos indivíduos, bem como das crianças deste grupo, também foi menor quando comparada com o grupo de controlo de mulheres grávidas que não foram instruídas sobre qualquer tipo de profilaxia oral. Este estudo sobre mulheres grávidas conclui que uma educação sobre uma melhor higiene oral melhora não só a saúde pessoal da mãe, mas também a das crianças que serão mais tarde treinadas pela mãe.

LIVIA MARIA ANDALO TENUTA, JOSE EDUARDO DE OLIVIERA LIMA, CELSO LUIZ CARDOSO, CINTHIA PEREIRA MACHADO TABCHOURY E JAIME APARECIDO CURY (2003)[41] , avaliaram o efeito da acumulação de placa bacteriana e de factores salivares na desmineralização do esmalte. Os resultados sugerem que a desmineralização do esmalte é dependente do tempo e está mais relacionada com a composição do biofilme formado do que com os factores salivares estudados. Embora os resultados dos autores mostrem que não houve relação entre os fatores bioquímicos salivares e a desmineralização do esmalte, o que difere significativamente dos resultados de outros autores, os próprios autores afirmam que isso não pode ser tomado como evidência contra a crença mais antiga sobre o efeito tampão salivar. O próprio autor afirma que a área interproximal foi selecionada para o estudo, a qual era relativamente menos acessível à saliva e, por conseguinte, aos químicos presentes na saliva, não mostrando qualquer influência na desmineralização do esmalte. Além disso, o próprio autor salienta a necessidade de mais estudos longitudinais com acompanhamento regular nesta linha de investigação.

ROCKENBACH M I, MARINHO S A, VEECK E B, LINDEMANN L E SHINKAI R S (2006)[42] , realizaram um estudo transversal para comparar o fluxo salivar, o pH e as concentrações de cálcio, fosfato e IgA da saliva total não estimulada em 22 gestantes e 22 não gestantes brasileiras na faixa etária de 18-38 anos e concluíram que não foi encontrada diferença para o fluxo salivar e as concentrações de cálcio e fosfato total entre gestantes e não gestantes. Entretanto, as gestantes apresentaram pH mais baixo, de 6,7, do que as não gestantes, de 7,5. No entanto, os níveis de IgA eram mais elevados nas mulheres grávidas.

CAPÍTULO 4
METODOLOGIA

Recolha de dados

Foram obtidos dados de 30 mulheres grávidas no seu terceiro trimestre que frequentavam as Clínicas de Ginecologia em Hassan e de 30 mulheres não grávidas que frequentavam o Departamento de Medicina Oral e Radiologia do Sri Hasanamba Dental College and Hospital.

Critérios de inclusão:

1. O grupo de estudo é constituído por 30 mulheres grávidas saudáveis no seu terceiro trimestre, com idades compreendidas entre os 19 e os 34 anos.

2. O grupo de controlo é constituído por 30 mulheres não grávidas do mesmo grupo etário.

Critérios de exclusão:

1. Indivíduos com perturbações das glândulas salivares.

2. Indivíduos com qualquer doença sistémica.

3. Indivíduos com lesões orais e mucosas relacionadas com a gravidez.

Materiais utilizados no estudo

❖ Copos graduados de medição de saliva

❖ Cera de parafina

❖ Pipetas dispensadoras de saliva

❖ Tiras de teste de pH

❖ Tiras de teste de tamponamento

Método

Trinta mulheres grávidas com idades compreendidas entre os 19 e os 34 anos, no terceiro trimestre, que frequentavam a Clínica de Ginecologia em Hassan, constituíram o grupo de estudo e 30 mulheres não grávidas do mesmo grupo etário que visitaram as clínicas do Departamento de Medicina Oral e Radiologia do Sri Hasanamba Dental College and Hospital constituíram o grupo de controlo. Os critérios de exclusão foram indivíduos com perturbações das glândulas salivares e com doença sistémica. Todos os indivíduos assinaram um consentimento informado para participar no estudo.

As amostras salivares foram recolhidas entre as 9 e as 11.30 horas, tanto no grupo de estudo como no grupo de controlo. O fluxo salivar, o pH e a capacidade tampão foram medidos utilizando o kit Saliva-check BUFFER (teste in vitro do pH e da capacidade tampão da saliva) fabricado pela GC Corporation. O kit é fornecido com uma tira de pH que mede o pH entre 5-8, copos de recolha de saliva, cera de parafina para estimulação da saliva, pipeta de distribuição de saliva e tiras de teste de tampão.

Uma hora antes da recolha da amostra, foi pedido aos indivíduos que não utilizassem qualquer elixir bucal, não fumassem, não consumissem alimentos ou bebidas. Para testar o fluxo de saliva em repouso não estimulado, foi pedido ao doente que se sentasse passivamente durante 5 minutos e expectorasse para um copo de recolha esterilizado com marcação de ml. O caudal salivar em repouso é medido em ml/min. O fluxo salivar estimulado é avaliado pedindo ao

O doente mastiga um pedaço de parafina. Após 30 segundos, pede-se ao doente que expectore para a cuspideira. O doente é instruído a continuar a mastigar a cera durante 5 minutos e a saliva é recolhida num copo de recolha com marcação de ml.

O pH da saliva não estimulada foi determinado utilizando uma tira de pH fornecida no kit e colocando-a na amostra recolhida de saliva em repouso durante 10 segundos. A mudança de cor da tira foi comparada com a tabela de teste disponível com o kit e registada.

A capacidade de tamponamento da saliva não estimulada foi medida utilizando uma tira-tampão fornecida no kit. Com a ajuda de uma pipeta, foi distribuída uma quantidade suficiente de saliva do copo de recolha para o bloco de ensaio. Ao fim de 2 minutos, a almofada de teste mudava de cor e, comparando a mudança de cor com a tabela fornecida no kit, a capacidade de tamponamento era avaliada e registada.

Análise estatística

Os dados foram analisados por estatística descritiva e a comparação entre o grupo de gestantes e o grupo de não gestantes foi realizada por meio do teste t de Student não pareado para a taxa de fluxo salivar, pH e capacidade tampão. Todos os testes estatísticos foram bicaudais e um valor de P de 0,05 foi considerado estatisticamente significativo, utilizando o SPSS Versão 17.

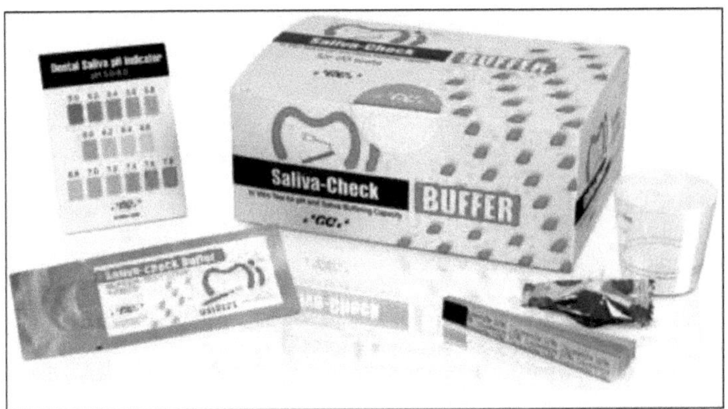

Fotografia 1: **Armamentarium**

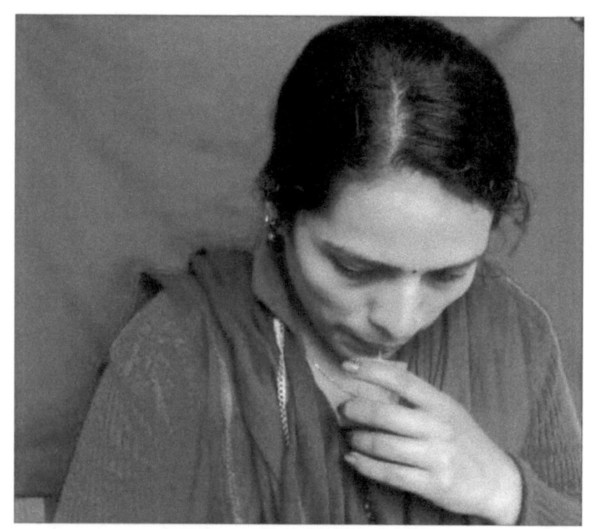

Fotografia 2: **Recolha de saliva**

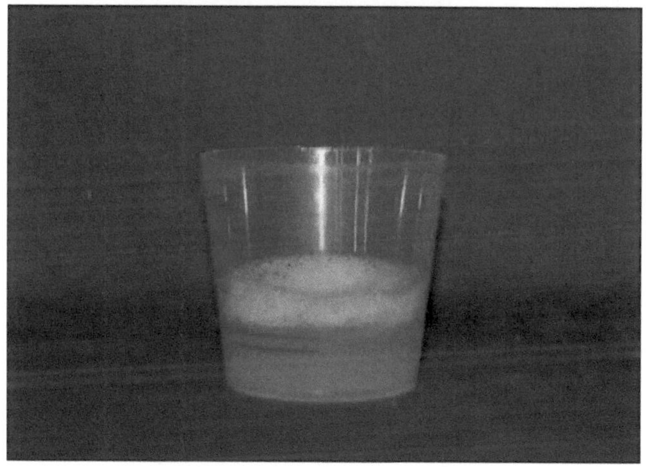

Fotografia 3: **Medição da saliva**

Fotografia 4: **Estimativa do pH**

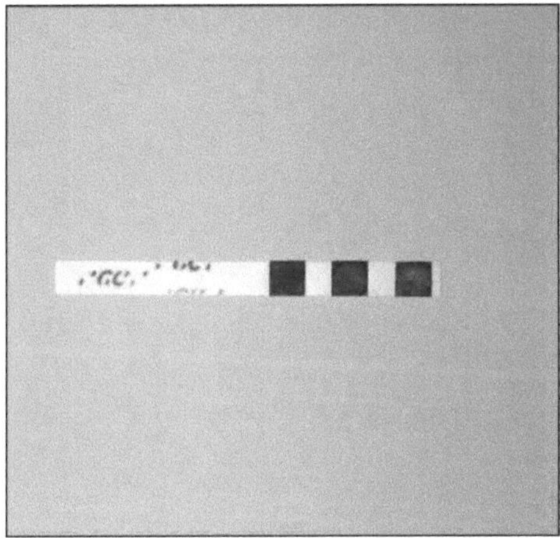

Fotografia 4: **Estimativa da capacidade de proteção**

CAPÍTULO 5

RESULTADOS

O presente estudo foi realizado para avaliar a taxa de fluxo salivar estimulada e não estimulada, o pH e a capacidade de tamponamento de mulheres grávidas no terceiro trimestre e comparar estes parâmetros com o grupo de controlo constituído por mulheres não grávidas do mesmo grupo etário.

A saliva foi analisada utilizando o kit Saliva-check BUFFER (teste in vitro do pH e da capacidade tampão da saliva) fabricado pela GC Corporation.

Tabela 1: Fluxo salivar médio não estimulado em mulheres grávidas e não grávidas

FACTOR	Non Pregnant		Pregnant		UNPAIRED - t TEST		
	Mean	SD	Mean	SD	t - VALUE	p value	Significance
Unstimulated Flow	3.47	1.44	4.82	1.62	3.500	0.001	S

P<0,05, S - Significativo, NS - Não significativo

A tabela mostra que a taxa média de fluxo salivar não estimulado foi de 3,47±1,44 e 4,82±1,62 nas mulheres não grávidas e grávidas, respetivamente. Foi utilizado um teste t de Student não pareado que revelou que havia uma diferença estatisticamente significativa entre os dois grupos (p<0,001).

Gráfico 1: fluxo salivar médio não estimulado em mulheres grávidas e não grávidas

em ml/por 5 min.

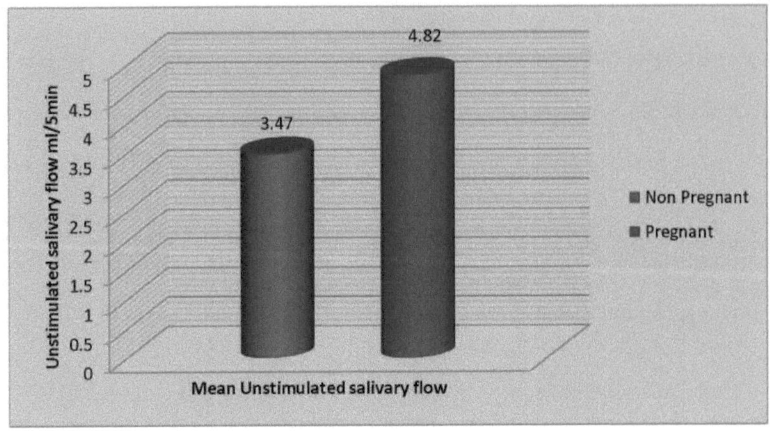

Tabela 2: pH médio entre mulheres grávidas e não grávidas

FACTOR	Non Pregnant		Pregnant		UNPAIRED - t TEST		
	Mean	SD	Mean	SD	t - VALUE	p value	Significance
pH	6.87	0.37	6.36	0.33	5.585	0.000	HS

P<0,05, S - Significativo, NS - Não significativo

A tabela mostra um pH médio de 6,87± 0,37 e 6,36± 0,33 nas mulheres não grávidas e grávidas, respetivamente. Foi encontrada uma diferença estatisticamente significativa entre os dois grupos quando foi utilizado o teste t de Student não pareado (p<0,001).

Gráfico 2: pH médio das mulheres grávidas e não grávidas

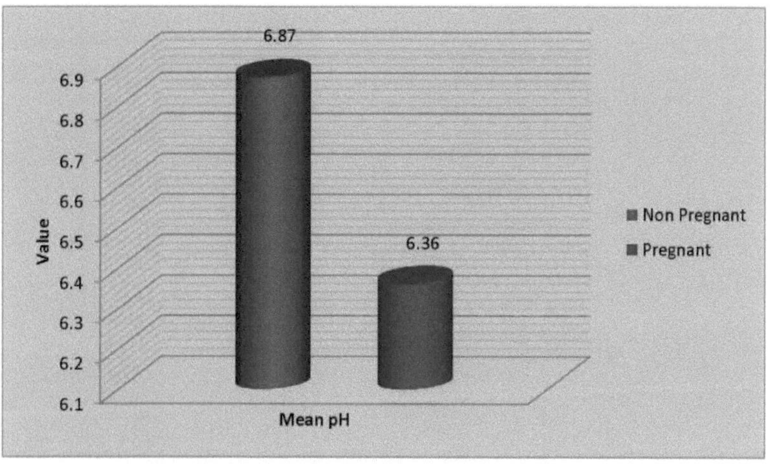

Quadro 3: capacidade tampão média das mulheres grávidas e não grávidas

FACTOR	Non Pregnant		Pregnant		UNPAIRED - t TEST		
	Mean	SD	Mean	SD	t - VALUE	p value	Significance
Buffering capacity	9.93	1.43	7.50	1.69	5.994	0.000	HS

P<0,05, S - Significativo, NS - Não significativo

A tabela mostra que as capacidades tampão médias dos grupos de não grávidas e grávidas eram de 9,93±1,43 e 7,50±1,69, respetivamente. Foi encontrada uma diferença estatisticamente significativa entre os dois grupos quando foi utilizado o teste t de Student não pareado (p<0,001)

Gráfico 3: capacidade tampão média das mulheres grávidas e não grávidas

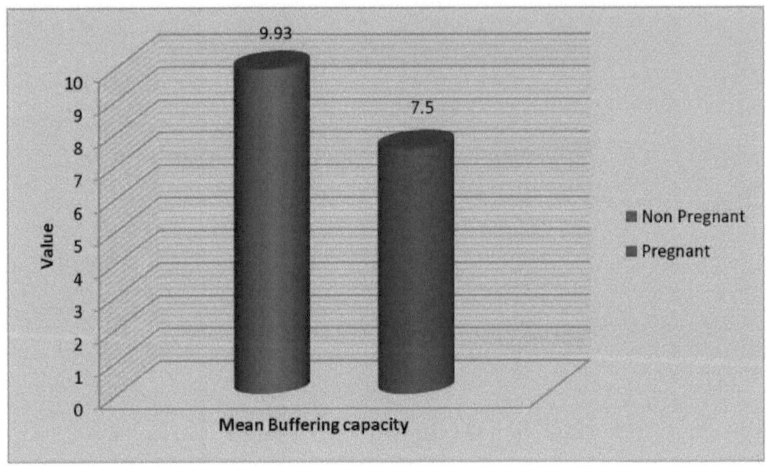

Tabela 4: média do fluxo salivar estimulado em mulheres grávidas e não grávidas

FACTOR	Non Pregnant		Pregnant		UNPAIRED - t TEST		
	Mean	SD	Mean	SD	t - VALUE	p value	Significance
Stimulated flow	6.76	1.87	8.38	2.16	0.328	0.003	S

P<0,05, S - Significativo, NS - Não significativo

A tabela mostra que o fluxo salivar estimulado teve uma média de 6,76± 1,87 e 8,38± 2,16 nas mulheres não grávidas e grávidas, respetivamente. Foi utilizado um teste t de Student não pareado, que revelou uma significância estatística (p<0,003).

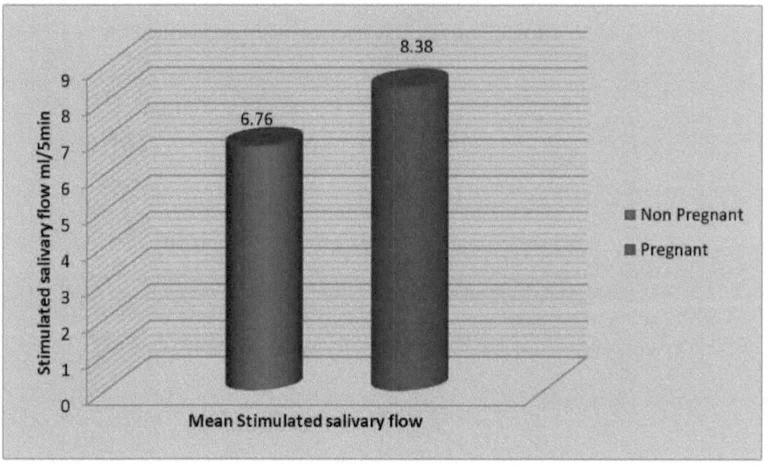
27
8.38
9
8
6.76
7
6
5
4
3
2
1
0
Stimulated salivary flow ml/5min
Non Pregnant
Pregnant
Mean Stimulated salivary flow

CAPÍTULO 6
DISCUSSÃO

A saliva é considerada como um dos factores importantes na regulação da saúde oral, tanto no que diz respeito ao volume produzido como aos constituintes que contém.[8] A saliva é o produto de múltiplas glândulas que se encontram por baixo da mucosa oral. Todos os dias, as glândulas salivares humanas produzem cerca de 600 ml de saliva serosa e mucosa que contém minerais, electrólitos, tampões, enzimas, inibidores de enzimas, factores de crescimento e citocinas, imunoglobulinas, mucina e outras glicoproteínas. Ao mesmo tempo, possui componentes antimicrobianos e agentes tampão que actuam para manter o tecido oral. Outras substâncias, como as proteínas que se encontram na saliva, tais como a lactoferrina, a lisozima, a peroxidase, as defenisinas e as histatinas, podem destruir ou inibir o crescimento de microrganismos na cavidade oral.[16]

A saliva é um fluido único, e o interesse nela como meio de diagnóstico tem avançado exponencialmente nos últimos 10 anos. A saliva contém um vasto espetro de proteínas/peptídeos, ácidos nucleicos, electrólitos e hormonas provenientes de múltiplas fontes locais e sistémicas. Embora a saliva reflicta a saúde e o bem-estar do corpo, a sua utilização como fluido de diagnóstico tem sido dificultada, principalmente devido à nossa falta de compreensão das biomoléculas presentes na saliva e da sua relevância para a etiologia da doença, combinada com a falta de sistemas de deteção de alta sensibilidade.[5] A maioria das investigações demonstrou a vantagem da utilização da saliva na deteção de condições fisiológicas ou patológicas, uma vez que existe uma relação estreita entre a saliva e os parâmetros séricos.

A gravidez é um processo fisiológico associado a muitas alterações funcionais e de composição em quase todos os sistemas do corpo, em graus variáveis. É um estado de stress fisiológico que se acompanha de profundas alterações hormonais, bioquímicas e metabólicas.[43]

No presente estudo, verificou-se uma diferença significativa tanto na saliva não estimulada como na estimulada com parafina entre o grupo de controlo e o grupo de estudo. O grupo de grávidas apresentou uma taxa de fluxo aumentada quando comparado com as mulheres não grávidas.

Os estudos efectuados anteriormente para estimar a taxa de fluxo salivar estimulada e não estimulada entre mulheres grávidas e não grávidas mostraram resultados mistos. Os estudos efectuados por Marja Lane e outros não revelam alterações significativas na taxa de fluxo salivar entre mulheres grávidas e não grávidas.[21,22,33,42] outros estudos revelam uma redução significativa da taxa de fluxo salivar nos grupos de grávidas. [43, 44]

A saliva total não estimulada reflecte o fluxo salivar basal. Está presente na nossa boca durante cerca de 14 horas por dia e é a secreção que proporciona proteção aos tecidos orais. A saliva estimulada representa a secreção durante a ingestão de alimentos (estimulação fisiológica) e está presente na nossa boca até 2 horas (3). Assim, o estudo da secreção salivar não estimulada é um método preciso para analisar o estado das glândulas salivares, enquanto a saliva estimulada é útil para o estudo da reserva funcional.[45]

A razão para o aumento do fluxo salivar neste estudo pode dever-se às alterações hormonais que ocorrem durante a gravidez. Embora se saiba que muitas hormonas regulam a composição e a secreção da saliva, o mecanismo específico pelo qual as hormonas modulam a função das glândulas salivares humanas é pouco conhecido.[43]

O aumento da produção de hormonas durante a gravidez deve-se principalmente à placenta, que assume a produção de progesterona e estrogénio durante a gravidez. Os níveis de estrogénio aumentam mais de 100 vezes desde o início da gravidez.[39] O tratamento com estrogénios tem um efeito benéfico na saúde oral porque a TRH parece aumentar a taxa de fluxo salivar estimulada. O estrogénio tem um efeito vasodilatador nas artérias principais e aumenta o fluxo sanguíneo no tecido alvo. Os possíveis efeitos do estrogénio no fluxo sanguíneo nas glândulas salivares não são conhecidos, mas o aumento do fluxo sanguíneo está associado ao aumento da secreção de saliva. [46]

Vários estudos relataram um aumento da taxa de fluxo salivar quando o estrogénio é utilizado na

TRH, o que sugere que o estrogénio pode desempenhar um papel importante na fisiologia da mucosa oral e das glândulas salivares.[44, 47]

Para uma ação direta, as hormonas esteróides necessitam de receptores específicos no tecido alvo.[46] Os efeitos dos estrogénios são mediados por receptores de estrogénio (ERs), tendo sido identificados dois subtipos diferentes de ERs, nomeadamente ERa e ER0. Embora os ERs sejam expressos em muitos tecidos diferentes, os tecidos individuais diferem dramaticamente na sua expressão dos dois subtipos. O ERa é expresso predominantemente nos tecidos-alvo clássicos dos estrogénios, como as glândulas mamárias e o endométrio. Em contrapartida, o ER0 é expresso principalmente em tecidos que só recentemente foram identificados como alvos dos estrogénios - por exemplo, nos epitélios do cólon e da próstata, nos queratinócitos e nas células acinares e ductais das glândulas salivares.[47]

É importante salientar que a expressão de ER0 nas células epiteliais orais e nas células acinares e ductais das glândulas salivares sugere que os estrogénios podem regular a fisiologia destes tecidos através do subtipo ER0. Estes resultados podem também servir para explicar as observações clínicas da sensibilidade dos tecidos orais aos estrogénios e os efeitos benéficos da TRH nos sintomas orais em mulheres pós-menopáusicas[47] e também no presente estudo, que mostrou um aumento do fluxo salivar não estimulado e estimulado nas mulheres grávidas.

Durante a gravidez, a salivação aumenta frequentemente e pode tornar-se excessiva. As doentes pré-natais sentem-se normalmente angustiadas e desconfortáveis com esta salivação profusa, designada por sialorreia ou ptialismo[48, 49] . O aumento do fluxo salivar durante a gravidez no presente estudo pode ser atribuído a este fator.

Acredita-se que as náuseas e os vómitos são componentes necessários da sialorreia na gravidez e que certas hormonas contribuem para esta relação (pegajosidade matinal). A este respeito, mais de 70% de todas as mulheres grávidas têm náuseas e vómitos que são acompanhados por salivação excessiva.[48, 49] A gonadotropina coriónica humana (HCG) tem sido implicada nas náuseas, no aumento da salivação e nos vómitos devido aos elevados níveis produzidos durante a gravidez.

Durante a gravidez, o estômago tem um tempo de esvaziamento gástrico prolongado e o esfíncter gastroesofágico tem um tónus diminuído. Em conjunto, estas alterações conduzem ao refluxo e, possivelmente, combinadas com a diminuição do tónus esofágico, causam o ptialismo. O intestino grosso também tem uma motilidade diminuída, o que leva a um aumento da absorção de água e à obstipação.[49] Assim, estes factores podem ser a hipótese para o aumento do fluxo de saliva no grupo de grávidas.

O outro achado foi uma diminuição do pH e da capacidade de tamponamento da saliva não estimulada no grupo das grávidas quando comparado com as mulheres normais, o que está de acordo com estudos anteriores. [13, 21, 30, 33, 42, 44]

O pH salivar está intimamente relacionado com a capacidade tampão.[50] A capacidade tampão da saliva total não estimulada e estimulada envolve três sistemas tampão principais[51]. O sistema tampão mais importante na saliva é o sistema ácido carbónico / bicarbonato.

A dinâmica deste sistema é complicada pelo facto de envolver o gás dióxido de carbono dissolvido na saliva[52]. O equilíbrio simplificado completo é o seguinte:

$$CO_2 + H_2O \longleftrightarrow H_2CO_3 \longleftrightarrow HCO3^- + H^+$$

O aumento da concentração de ácido carbónico fará com que mais dióxido de carbono saia da saliva. O bicarbonato da saliva aumenta o pH e a capacidade tampão da saliva, especialmente durante a estimulação.[51]

O segundo sistema tampão é o sistema fosfato, que contribui em certa medida para a capacidade tampão a baixo caudal. O mecanismo da ação tampão do fosfato inorgânico deve-se à capacidade do ião fosfato secundário, $HPO4^2$, de se ligar a um ião hidrogénio e formar um ião H2PO4.[51]

O terceiro sistema tampão é o sistema proteico. Na gama baixa de pH, a capacidade de tamponamento da saliva deve-se às macromoléculas (proteínas) que contêm sítios de ligação ao H.[52]

A composição inorgânica e proteica da saliva altera-se durante a gravidez.[44] O HCO3 das glândulas salivares⁻ provém em parte do plasma e em parte do dióxido de carbono das glândulas salivares. A redução do valor do pH durante a gravidez está relacionada com o efeito da hormona progesterona, que é conhecida por diminuir o nível de bicarbonato do plasma durante a gravidez, resultando numa diminuição do pH e da capacidade de tamponamento.[21, 44]

A atividade da peroxidase salivar, uma enzima marcadora da ação dos estrogénios, aumenta significativamente durante a gravidez, juntamente com receptores específicos de progesterona nas glândulas salivares humanas. Os receptores de progesterona são induzidos pelos receptores de estrogénio, mas ainda não se sabe que tipo de células são os potenciais alvos na glândula salivar.[46]

A proteína mais importante da saliva é a a-amilase, que é segregada pela glândula parótida. A tendência para o aumento da atividade desta enzima pode levar a um aumento da substituição de microrganismos e à redução do pH da saliva. Foi observada uma relação entre a atividade da amilase salivar e a gravidez. Verificou-se que a atividade da a-amilase aumenta durante as 10 e 21 semanas de gestação.[43, 53]

As alterações hormonais também podem afetar a composição da saliva. Durante a gravidez, quando a concentração sérica de estrogénios está elevada, a IgA aumenta, enquanto o ácido siálico e o pH e a capacidade tampão diminuem na saliva.[44] Estes factores levaram à diminuição do pH e da capacidade tampão da saliva no grupo de grávidas.

CAPÍTULO 7
CONCLUSÃO

A gravidez modifica a composição da saliva e os estudos demonstraram que os tecidos orais podem ser afectados pela gravidez. Verifica-se que, durante a gravidez, a incidência de cuidados dentários e de problemas periodontais aumenta devido a vários factores.

Foi observado um aumento significativo na taxa de fluxo da saliva não estimulada e estimulada por parafina em mulheres grávidas no terceiro trimestre, com uma redução no pH e na capacidade de tamponamento quando comparadas com mulheres não grávidas do mesmo grupo etário. O aumento do fluxo salivar pode ser atribuído ao aumento da secreção de estrogénio e progesterona e a diminuição do pH e da capacidade tampão pode dever-se à diminuição da concentração plasmática de iões HCO_3^- e ao aumento da concentração de amilase. No entanto, para obter uma confirmação mais conclusiva desta hipótese, é necessário efetuar mais estudos. Em conclusão, o presente estudo fornece mais provas da modificação da saliva durante a gravidez.

CAPÍTULO 8

RESUMO

A saliva é essencial para a conservação da dentição ao longo da vida. A saliva protege os tecidos duros e moles da cavidade oral com a sua propriedade de limpeza, lubrificação e anti microbiana. A gravidez induz alterações hormonais e metabólicas acentuadas que, por sua vez, afectam a saliva. A gravidez tem sido acompanhada por um aumento da incidência de cáries dentárias e problemas periodontais.

> Foi efectuado um estudo com 30 grávidas que constituíram o grupo de estudo.

> 30 mulheres não grávidas constituíram o grupo de controlo.

> Foi efectuada a avaliação do fluxo salivar estimulado e não estimulado, do pH e da capacidade tampão entre os grupos.

> Os resultados foram tabulados utilizando o SPSS versão 17.

> A média da taxa de fluxo salivar estimulada e não estimulada no grupo de estudo foi de 8,38, 4,32 e a do grupo de controlo foi de 6,76, 3,47 respetivamente, indicando um aumento significativo da taxa de fluxo salivar no grupo de estudo.

> Verificou-se uma redução do pH e da capacidade tampão no grupo de estudo, com um pH médio e uma capacidade tampão de 6,36 e 7,50, respetivamente. O grupo de controlo apresentou um pH médio de 6,87 e uma capacidade tampão de 9,93.

> As alterações no fluxo salivar podem ser atribuídas ao aumento da secreção de estrogénio e de estrogénio e progesterona.

> A diminuição do pH e da capacidade tampão pode dever-se à diminuição da concentração plasmática de iões HCO_3^- e aumento da concentração de amilase.

BIBLIOGRAFIA

1. Lima DP, Diniz DG, Moimaz S , Sumida DH, Okamoto AC Saliva: reflexo do corpo International Journal of Infectious Diseases 2010;14:184-188

2. Amerongen AV, Bolscher JG, Veerman ECI Proteínas salivares: valor protetor e de diagnóstico em cariologia Caries Res 2004;38:247-53

3. Amerongen AV, Veerman ECI Saliva - O Defensor da Cavidade Oral

1 Oral Dis 2002;8:12-22

4. Chicharro JL, Lucia A, Perez M, Vaquero AF, Urena R Composição da saliva e exercício Sports Med 1998;26:17-27

5. Ernest Neubrun Cariology Third edition 1989 Quintessence publishing Co, Inc

6. Goran Frostell Um teste colorimétrico de rastreio para avaliação da capacidade tampão da saliva Swedish Dental Journal 1980;4:81-86

7. Lumikari *M L*, Loimaranta V Saliva e cárie dentária Adv Dent Res 2000;14:40-47

8. Salvolini E, Giorgio RD, Curatola A, Mazzanti L, Fratto G Biochemical modifications of human whole saliva induced by pregnancy British Journal of Obstetrics and Gynaecology 1998;105:*656-660*.

9. Loe H, Silness J Doença periodontal na gravidez I Prevalência e gravidade Ata Odontol Scand 1963;21:533-551

10. Chiappin S, Antonelli G, Gatti R, De Palo EF. Amostra de saliva: uma nova ferramenta laboratorial para investigação básica e de diagnóstico. Clinica Chimica Ata 2007;383:30-40.

11. Pfaffe T, White JC, Beyerlein P, Kostner K e Punyadeera C .Diagnostic Potential of Saliva:

Current State and Future Applications. Clinical Chemistry 2011;57:675-687.

12. Ericsson Y. Investigações clínicas sobre a ação tampão da saliva. Ata Odontologica Scandinavia 1959;17:131-165.

13. Rosenthal LS, Rowen R e Vazakas AJ. Comparative Analysis of Saliva in Pregnant and Non-Pregnant Women (Análise comparativa da saliva em mulheres grávidas e não grávidas). J Dent Res 1959;38:883-887.

14. Michael Z Marder, Stephan Wotman, Irwin D Mandel. Salivary electrolyte changes during pregnancy. 1. Gravidez normal. American Journal of Obstetrics and Gynecology 1972;11:234-239.

15. Goran Frostell. Um teste de rastreio colorimétrico para avaliação da capacidade tampão da saliva. Swedish Dental Journal 1980;4:81-86.

16. Kullaa Mikkonen A, Mikkonen M, Kotilainen R. The pH of stimulated and resting saliva in different morphological forms of the tongue surface in a young population. Oral Surg Oral Med Oral Path 1982;53:466-468.

17. Prosser CG, Hartmann PE. Saliva e composição do leite materno durante o ciclo menstrual das mulheres. Aust J Exp Biol Med Sci 1983;61:265-275.

18. Main BE, Calman KC, Ferguson MM, Kaye SB, MacFarlane TW, Mairs RJ, Samaranayake LP, Willox J, Welsh J. The effect of cytotoxic therapy on saliva and oral flora. Oral Surg Oral Med Oral Path 1984;58:545-548.

19. Sune Wikner, Ulla Nedlich.A clinical evaluation of the ability of the Dentobuff method to estimate buffer capacity of saliva. Swedish Dental Journal 1985;9:45-47.

20. Makkonen TA, Tenovuo J, Vilja P, Heimdahl A. Changes in the protein composition of whole saliva during radiotherapy in patients with oral and pharyngeal cancer. Oral Surg Oral Med Oral

Path Oral Radiol Endod 1986;62:270-275.

21. Laine M, Tenovuo J, Lehtonen P, Ojanotko-Harri A, Vilja P, Tuohimaa P. Pregnancy related changes in human whole saliva. Arch Oral Biol 1988;33:913-917.

22. Alessandro S, Curbelo HM, Tumilasci, OR, Tessler JA e Houssay A. Changes in human parotid salivary protein and sialic acid levels during pregnancy. Arch Oral Biol 1989;34:829-31.

23. Guidozzi F, Maclennan M, Graham KM, Jooste CP. Salivary calcium, magnesium, phosphate, chloride, sodium and potassium in pregnancy and labour. S Afr Med J 1992;81:152-475.

24. Ava J Wu, Jonathan A Ship, Ann Arbor. Uma caraterização das taxas de fluxo das glândulas salivares principais na presença de medicação e doenças sistémicas. Oral Surg Oral Med Oral Path Oral Radiol Endod 1993;76:301-306.

25. Chaushu G, Itzkovitz- Chaushu S, Yefenof E, Slavin S, Reuven OR, Adi A. A longitudinal follow-up of salivary secretion in bone marrow transplant patients. Oral Surg Oral Med Oral Path Oral Radiol Endod 1995;79:164-169.

26. Dens F, Boute P, Vinckier F, Declerck D. Quantitative determination of immunological components of salivary gland secretion in long-term, event free pediatric oncology patients. Oral Surg Oral Med Oral Path Oral Radiol Endod 1995;79:701-704.

27. Gudmundsson K, Kristleifsson G, Theodors A, Holbrook P. Tooth erosion, gastoeosophageal reflux, and salivary buffer capacity. Oral Surg Oral Med Oral Path Oral Radiol Endod 1995;79:185-189.

28. Michael WJ Dodds, Dorthea A Johnson, Connie C Mobley, Kathryn Hattaway. Parotid saliva protein profiles in caries-free and caries active adults. Oral Surg Oral Med Oral Path Oral Radiol Endod 1997; 83:244-251.

29. Pajukoshi H, Meurman JH, Snellman-Grohn S, Keinanen S, Sulkava R. Salivary flow and

composition in elderly patients referred to an acute care geriatric ward. Oral Surg Oral Med Oral Path Oral Radiol Endod 1997;84:265- 271.

30. Salvolini E, Di Giorge R, Curatola A, Mazzanti L, Fratto G. Biochemical Modification of Human Whole Saliva Induced by Pregnancy. British Journal of Obstretics and Gynaeceology 1998;105:656-660.

31. Seop Kho H, Woo Lee S, Chang Chung S, Ku Kim Y. Oral manifestations and salivary flow rate, pH, and buffer capacity in patients with end stage renal disease undergoing hemodialysis. Oral Surg Oral Med Oral Path Oral Radiol Endod 1999;88:316-319.

32. Jyotsana Dayal, Deepa Pandya, Pramod K Dayal, Anuradha Bhat. Oral health amongst females during hormonal turnover: A clinical and cytological study. Journal of Indian Association of Oral Medicine and Radiology 2000;11:7-22.

33. Laine M e Pienihakkinen K. Salivary buffer effect in relation to late pregnancy & postpartum. Ata Odontologica Scandinavia 2000;58:8-10.

34. Rode M, Smid L, Budihna M, Gaspersic D, Rode M, Soba E. The influence of pilocarpine and biperiden on pH value and calcium, phosphate, and bic arbonate concentrations in saliva during and after radiotherapy for head and neck cancer. Oral Surg Oral Med Oral Path Oral Radiol Endod 2001;92:509- 14.

35. Beverly A Dale, Suttichai Krisanaprakornit. Defensin antimicrobial peptides in the oral cavity. J Oral Pathol Med 2001;30:321-7.

36. Lawrence HP. Marcadores salivares de doença sistémica: diagnóstico não invasivo de doença e monitorização da saúde geral. Journal of the Canadian Dental Association 2002;68:170-173.

37. Girija K P, Sivapatha Sundharam B, Krishnan P A, Devi C S S. Biochemical changes in saliva in tobacco chewers, tobacco smokers, alcohol consumers, leukoplakia and oral cancer patients. Jornal Indiano de Investigação Dentária 2002;13:102-107.

38. Jorma Tenovuo. Antimicrobial agents in saliva - protection for the whole body. Journal of Dental Research 2002;81:807-809.

39. Laine M A. Effect of pregnancy on periodontal and dental health (Efeito da gravidez na saúde periodontal e dentária). Ata Odontologica Scandinavia 2002;6:257-264.

40. Regia Luzia Zanata, Maria Fidela de Lima Navarro, Eduardo Batista Franco, Jose Roberto P Lauris, Silvia Helena Barbosa. Efeito de medidas preventivas de cárie dirigidas a gestantes sobre a experiência de cárie em seus filhos. Revista Brasileira de Odontologia 2003;14:28-32.

41. Livia Maria Andalo tenuta, Jose Eduardo de Oliviera Lima, Celso Luiz Cardoso, Cinthia Pereira Machado Tabchoury, Jaime Aparecido Cury. Efeito do acúmulo de placa bacteriana e de fatores salivares na desmineralização do esmalte e na composição da placa bacteriana in situ. Pesquisa Odontológica Brasileira. Cariologia 2003;17:45-47.

42. Rockenbach MI, Marinho SA, Veeck EB, Lindemann L, Shinkai RS. Salivary Flow Rate, pH, and Concentration of Calcium, Phosphate, and Non-pregnant women (Taxa de fluxo salivar, pH e concentração de cálcio, fosfato e mulheres não grávidas). Head & Face Medicine 2006;2:44-55.

43. Karma M. T, Al- Nuaimy, Fadhila Sh, Al- Deski. Pregnancy- related changes in oral health and human unstimulated whole saliva. Al- Rafidain Dent J 2003;3:108-115.

44. Eliasson L, Carelen A, Laine M, Birkrd D. Glândula menor e saliva total em mulheres pós-menopáusicas que utilizam um estrogénio de baixa potência. Archives of Oral Biology 2003;48:511-517.

45. Palomares CF, Montagud JV, Sanchiz V, Herreros B, Minguez M, Benages A. Unstimulated salivary flow rate pH and buffering capacity in healthy volunteers. Rev Esp Enferen, Dig 2004;96:773-783.

46. Laine M e Virtaner RL. Effects of Harmonal Replacement Therapy on Salivary flow rate,

buffering effect and pH in perimenopausal and postmenopausal women. Arch Oral Biol 1996;41:91-96.

47. Valimaa H, Savolainen S, Soukka T, Silvoniemia P, Makela S, Kujari H, Gustafsson JA e Laine M. Estrogen Recetor- 0 is the predominant estrogen recetor subtype in human oral epithelium and salivary glands. Journal of Endocrinology 2004;180:55-62.

48. James J Freeman etal Evolution and management of salorrhea of pregnant with concomitation hyperremesis. Journal of The National Medical Association 1994;86:704-708.

49. Blueprints Obstetrics and Gynecology. Capítulo 2, Gravidez e cuidados pré-natais, 1-10.

50. Kivela J, Laine M, Parkkila S, Rajaniemi H. Salivary carbonic anhydrase VI and its relation to salivary flow rate and buffering capacity in pregnant and non- pregnant women. Arch of Oral Biol 2003;48:547-551.

51. Bardow A, Moe D, Nyvad B, Nauntofte B. The buffer capacity and buffer systems of human whole saliva measured without loss of CO2. Arch Oral Biol 2000;45:1-12.

52. Tenovuo J, Lagerlof F. Saliva. In: Textbook of clinical cariology. Segunda edição. Editores Thylstrup A e Fejerskov O. capítulo 2. Pg. 17-43.

53. Bakhshi M, Sabet MS, Hashemi ES, Bakhtiari S, Tofangchiha M, Marhabi SA e Alirezaei S. Avaliação das alterações bioquímicas no fosfato de cálcio salivar não estimulado e na proteína total durante a gravidez, African Journal of Biochemistry 2012;11:2078-83.

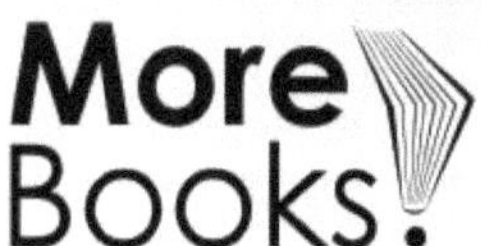

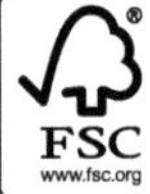
MIX
Papier aus verantwortungsvollen Quellen
Paper from responsible sources
FSC® C105338

Printed by Books on Demand GmbH, Norderstedt / Germany